ÉCOLE DE MÉDECINE DE MARSEILLE

(Conférence des Suppléants)

COURS

DE

CHIRURGIE D'ARMÉE

Du Docteur **QUEIREL**

CHIRURGIEN EN CHEF DES HÔPITAUX

PROFESSEUR SUPPLÉANT A L'ÉCOLE DE MÉDECINE

CHEVALIER DE LA LÉGION-D'HONNEUR

DES AMBULANCES

MARSEILLE

TYP. ET LITH. BARLATIER-FEISSAT PÈRE ET FILS

RUE VENTURE, 19

1876.

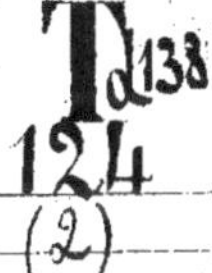

ÉCOLE DE MÉDECINE DE MARSEILLE

(Conférence des Suppléants)

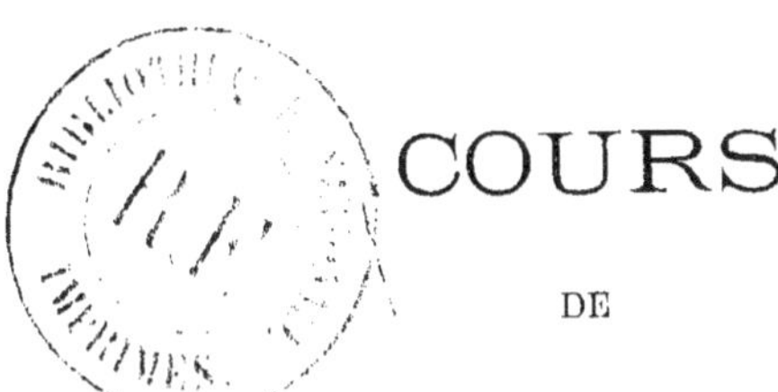

COURS DE CHIRURGIE D'ARMÉE

Du Docteur QUEIREL

CHIRURGIEN EN CHEF DES HÔPITAUX
PROFESSEUR SUPPLÉANT A L'ÉCOLE DE MÉDECINE
CHEVALIER DE LA LÉGION-D'HONNEUR

DES AMBULANCES

MARSEILLE

TYP. ET LITH. BARLATIER-FEISSAT PÈRE ET FILS
RUE VENTURE, 19

1876.

ÉCOLE DE MÉDECINE DE MARSEILLE

(Conférence des Suppléants)

COURS DE CHIRURGIE D'ARMÉE

DES AMBULANCES

MESSIEURS,

Nous nous occuperons aujourd'hui de la question des *ambulances*. Cette leçon sera peut-être un peu aride, à cause des détails nécessaires dans lesquels nous entrerons; mais il faut bien que vous connaissiez le théâtre de vos exploits, si jamais vous êtes appelés sous les drapeaux, et il faut aussi que vous soyez au courant de ce que vous aurez à faire : du secours que vous pourrez apporter aux *médecins militaires*, insuffisants en nombre dès la première bataille; de ce qu'on sera en droit d'attendre de votre concours. Je ne vous ferai pas l'injure de croire que vous marchanderez votre zèle et votre dévouement; mais si grands qu'ils soient, vous ne pourrez les rendre efficaces que par l'intelligence de ces questions que vous devrez avoir étudiées à l'avance.

Nous l'avons vu, dans l'antiquité on faisait une part à l'élément médical pour les armées qui entraient en campagne, et dans la période des guerres moins importantes, mais plus nombreuses du moyen âge, des *chirurgiens* étaient attachés aux corps de troupes militants. Plus tard, sous Henri IV, fut créé le premier hôpital, en vue de restaurer les blessés et les malades du siége d'Amiens ; mais ce n'est qu'en 1792 avec Larrey, que furent inaugurées les *ambulances volantes*. Déjà, Percy avait créé les secours aux blessés, sous le feu même de l'ennemi, et avait compris, avec son illustre camarade et les éminents médecins militaires du commencement du siècle, l'importance et les bienfaits de l'évacuation et de la dissémination.

Aujourd'hui, cette question si vaste, qui s'impose aux belligérants au nom de l'humanité et de la civilisation, a fait, grâce aux récentes et trop funestes guerres que nous avons vu s'accomplir sous nos yeux, d'immenses progrès, bien que la France elle-même, il faut le dire, soit encore au dessous des autres nations, non par la générosité ou le dévouement de ses médecins, mais par son système administratif trop défectueux.

On appelle *ambulance*: « Tout établissement *hospitalier temporaire* formé près des *corps* ou des *divisions* d'armée, pour en suivre les mouvements, et destiné à assurer les premiers soins aux blessés ou aux autres malades. »

Telle est l'acception que vous trouverez dans le dictionnaire de Littré et qui fait de l'ambulance un établissement militaire. Nous verrons bientôt comment l'*élément civil* est intervenu pour prêter son concours à nos confrères de l'armée.

Suivant votre grade ou les fonctions qui vous seront confiées, vous aurez à intervenir dans trois endroits différents; vous aurez à opérer :

1° Sous le feu de l'ennemi et pendant le combat même.

2° Dans les ambulances volantes ou de première ligne.

3° Dans les ambulances de 2me ligne ou hôpitaux temporaires.

Enfin, vous pourrez être encore chargés de ramener, dans un hôpital militaire ou civil, un convoi de blessés, loin du théâtre de la guerre ou de procéder à sa dissémination.

1° Sous le feu de l'ennemi, un homme tombe: vous devez courir vers lui et parer au plus pressé ; s'il a une *hémorrhagie*, vous commencerez par faire la *compression*, soit sur la plaie elle-même, soit sur le tronc du vaisseau principal du membre ; si l'hémorrhagie résulte de la section d'une artère importante, *axillaire*, *fémorale*, *humérale*, vous aurez même à pratiquer la ligature immédiate. Ce dernier cas se présentera rarement et c'est celui qui nécessite le plus de sang froid et le plus de dextérité.

C'est ici que l'expression *Citò* doit recevoir son application ; et pour vous faire comprendre combien il faut se hâter, je n'ai qu'à évoquer le souvenir de plusieurs d'entre vous. — Au 4 avril, date néfaste pour Marseille, un jeune homme tombe, sur le cours Bonaparte, frappé d'une balle, presque foudroyé ; il s'affaisse sur lui-même et deux docteurs, tous deux professeurs de cette école, qui étaient à une petite distance de là, n'ont le temps d'accourir que pour constater son décès. — Il avait déjà succombé à une hémorrhagie de la fémorale.

Le plus ordinairement, vous aurez à appliquer un pansement compressif sur la plaie elle-même — à l'aide de *l'amadou*, de la *charpie* ou de *compresses graduées*, ou encore du premier *morceau du vêtement* venu. Dans l'armée *prussienne,* chaque homme a, cousus dans la poche gauche de son pantalon, une bande, une compresse et un peu de charpie. Vous, en attendant que cette bonne mesure soit adoptée dans notre pays, vous aurez recours au *sac d'ambulance*, porté par un infirmier qui devra toujours vous suivre. Le porte-sac doit être l'ombre du major.

Si vous avez à l'attendre quelques instants, vous comprimerez l'artère ou la veine que vous supposez fournir le sang ; et vous aurez bien vite reconnu à quel vaisseau vous avez à faire en vous rappelant que la compression entre la plaie et le cœur suspend l'écoulement si c'est une artère qui est lésée, et que c'est le contraire, si c'est une veine. N'oubliez pas que les plaies des grosses veines sont autant, si ce n'est plus, dangereuses que celle des artères du même calibre.

Enfin, si vous êtes séparés de votre infirmier, vous aurez recours à vos propres ressources : un linge quelconque, une cartouche, ou un fragment de bois, entouré d'étoffe, le tout assujetti avec un mouchoir ou une cravate. Si l'hémorrhagie est trop sérieuse pour se fier à ces moyens, vous aurez en même temps à faire la compression à la racine du membre, à l'aide du *garrot*. Vous savez en quoi consiste celui-ci. Un morceau de bois, un bâton quelconque, une baguette de tambour par exemple, et un lien improvisé que l'on noue autour du membre sont suffisants pour confectionner cet appareil hémostatique — on engage le bâton entre le lien et la peau, puis on le tourne parallèlement à celle-ci, jusqu'à ce qu'il serre suffisamment; alors il n'y a plus qu'à l'assujettir, de peur qu'il ne se desserre.

On peut se servir, avec avantage, d'un garrot fait de deux baguettes que l'on attache solidement par une des extrémités, à l'aide d'un lien résistant; puis on enfourche le membre, en ayant soin que l'une des baguettes s'applique sur l'artère et l'autre sur la partie diamétralement opposée de ce même membre. Il n'y a plus alors qu'à serrer les extrémités restées libres. Ce garrot a l'avantage sur l'autre de ne pas gêner la circulation superficielle et de ne pas étreindre complètement le membre. Si vous aviez près de vous le sac d'ambulance, vous pourriez employer le compresseur de J.-L. Petit ou mieux celui de Dupuytren.

Aurez-vous à faire à une plaie, avec écartement des bords, vous la panserez de manière à les rapprocher autant que possible à l'aide d'une ou plusieurs bandelettes de diachylon et vous vous souviendrez que la position du membre ou du corps est un puissant adjuvant de la réunion. Il faudra avant tout laver la plaie si besoin est et la recouvrir d'un pansement à plat. Si la perte de substance laisse un écoulement assez grand des lèvres de la plaie, il faut suivant le principe de Baudens, la recouvrir d'une compresse fénêtrée cératée, et mettre ensuite par dessus un peu de charpie imbibée d'eau froide, le tout maintenu par une compresse et un tour de bande. Si le blessé est atteint de fracture simple ou compliquée, la première chose est de *tenter la réduction*, car vous lui épargnerez ainsi beaucoup de souffrances; puis de la maintenir réduite, cette fracture, aussi bien que possible à l'aide d'*attelles* et de coussins ou de coussins seuls, ou encore de tout ce que vous aurez sous la main. C'est le cas de dire ici à la *guerre comme à la guerre*, il faut faire feu de tout bois. Un *fusil* ou une de ses parties, crosse ou canon, une branche d'arbre, un sabre, une bayonnette, un *pieu* de *tente-abri*, le tout matelassé avec de l'étoffe, la tunique, le pantalon, la chemise, remplaceront les appareils classiques.

Si vous pouvez vous dispenser de déshabiller le malade, il y aura économie de temps pour vous et de souffrance pour lui ; si non il faut y procéder avec tous les ménagements que vous avez pu nous voir employer pour les blessés qu'on nous amène à l'hôpital, en l'ayant fait placer au préalable, dans une situation aisée pour vous et commode pour lui. Le sac du soldat peut servir de plan incliné, soit pour le dos, la tête ou le membre inférieur. — Il réalise assez bien le double plan incliné que l'on emploie quelquefois et qui a été conseillé par des chirurgiens distingués, dans les cas de fractures de cuisse. — Ce double plan incliné a été prôné avec passion dans les cas où le fémur est brisé. — Pour cette méthode comme pour beaucoup d'autres, gardez-vous, Messieurs, de l'exclusion.

Il faut être éclectique en médecine, et surtout en chirurgie, pour le choix des moyens thérapeutiques.— Si vous remplacez cette doctrine par la passion d'un système, vous n'êtes plus qu'un routinier, faisant abstraction de votre libre arbitre et non un vrai clinicien qui cherche les indications à remplir, et qui pèse les contre-indications.

Votre malade est-il pris de *syncope*, n'oubliez pas la gourde à eau-de-vie — et même un peu d'alcool camphré — de l'ammoniaque sous le nez. Enfin, et tout d'abord, la position horizontale sur le sol. Dans la syncope, le sang n'est plus lancé vers le cerveau avec assez de force, celui-ci perd son excitant naturel et ne réagit plus sur l'organisme. En mettant la tête dans une position déclive, vous facilitez l'apport de ce précieux liquide vivifiant et la fraîcheur du sol agit aussi comme excitant des nerfs de la périphérie, c'est-à-dire des nerfs de la peau.

Tout cela est important, Messieurs ; mais ce qui ne l'est pas moins, c'est le transport de ce malade auquel vous avez prodigué les premiers soins. Nous en reparlerons tout à l'heure.

Il peut encore se faire que le blessé, frappé d'un éclat d'obus ou atteint par un boulet, nécessite une amputation immédiate ; j'entends que, par suite de ce traumatisme, un membre détaché presque en entier, ne tienne plus que par quelques lambeaux de peau ou de muscles. Il faudra alors sectionner les chairs et après avoir fait une ligature, aussi bien que possible, mais que l'on vérifiera plus tard, faire un pansement rapide, à l'eau froide, si l'on peut.

Messieurs, cette conduite est celle des médecins de régiments, et ils remplissent leur mission avec un courage et un dévouement que l'on ne saurait trop exalter ; courage et dévouement d'autant plus louables que si le soldat est enivré par le bruit, le feu, l'odeur de la poudre ; s'il est enflammé par l'exemple qui le pousse en avant, l'homme de l'art doit, lui, montrer du sang-froid dans ce qu'il accomplit et de l'intelligence dans son abnégation. Ce périlleux honneur d'affronter le feu de l'ennemi. est recherché par tous nos confrères militaires, bien qu'ils sachent que les balles ne les épargnent point. Mais aussi, Messieurs, quel exemple ! et quel puissant effet moral sur le soldat, qui voit près de lui le secours prodigué à son frère d'arme qui tombe ! Il faut bien le dire, si les médecins des ambulances volontaires pouvaient apporter autant de bon vouloir, leur action serait entravée par le manque d'habitude et ne connaissant pas le soldat comme le major du régiment, ils auraient sur lui une influence moins grande et moins salutaire. C'est pourquoi on a proposé de réserver leurs efforts et leur bonne volonté, pour un autre emploi, où ils auront l'occasion de mettre en relief leurs qualités philanthropiques.

Pendant l'engagement, les soldats tombés et secourus seront placés sur des brancards et dirigés sur l'ambulance de première ligne, et dès lors abandonnés par les médecinsr égimentaires qui suivront le corps de troupe, s'il se porte en avant. Cette conduite est dictée par l'expérience de nos dernières guerres et c'est la création des ambulances Internationales qui permit de recourir à ce moyen, proposé par M. Le Fort, si expert en pareille matière, et auquel se ralliera, nous l'espérons, l'autorité supérieure administrative. Il y a pour conseiller pareille chose de puissants motifs. C'est que, si, après l'action, le corps qui a donné se porte en avant et livre un nouveau combat à peu de distance ou à peu d'intervalle du premier et qu'une partie de ses médecins reste en arrière à soigner les blessés de la première affaire, leur nombre deviendra promptement insuffisant et ceux qui seront ainsi restés en retard, auront peut-être beaucoup de peine ou d'indécision pour rejoindre le corps.

Tous les blessés ne peuvent quelquefois être secourus durant l'action; c'est ici qu'interviendra efficacement le rôle de l'ambulance de première ligne, militaire ou civile.

Je vous ai parlé d'un *infirmier* qui portait le matériel un peu succinct; mais suffisant pour les premiers soins. Ce matériel est contenu dans un *sac d'ambulance* pour l'infanterie — ou dans une paire de *saccoches* pour la cavalerie. Le sac d'ambulance est ainsi composé et disposé.

Il est formé d'un rouleau de fer blanc qui surmonte le havre-sac, et du havre-sac :

Dans le rouleau en fer blanc qui surmonte le sac :

La trousse garnie de ses instruments :

(Boîte n° 31 de la nomenclature du 26 février 1859.)

Aiguilles à sutures trempées	2
Baleine avec éponge, servant de mandrin pour la sonde œsophagienne	1
Bistouri convexe, châsse en corne noire	1
Bistouris droits — dont 1 plus étroit. — Idem	2
Couteau d'amputation à 1 tranchant, lame 0,12 long. — dans sa gaine	1
Couteau interosseux, à tranchant, lame 0,12 long. — dans sa gaine	1
Forte pince tire-balle, pour extraire esquilles — polypes — pansements	1
Pince à artères à coulant pour rester à volonté	1

Scie moyenne à arbre (2 lames — 1 étroite) — Charrière...... 1
Sondes élastiques — vessie — avec mandrins................ 2
Sonde œsophage — entonnoir en gomme — double tissu. 1
Tourniquet ou compresseur à artères à ardillon et à pelotes, ligature soie et fil.. 1

Enveloppe, trousse roulante.

Dans le havre-sac : linge à pansement et objets divers, savoir :

Compartiment supérieur.

250 grammes charpie toile.
5 petites feuilles de coton cardé — 23 centimètres sur 20 (pour servir de charpie).
2 attelles moyennes.

Compartiment intermédiaire.

Case de droite. — 11 bandes roulées en coton } différentes longueurs.
5 » » en toile } différentes longueurs.
1 pièce de ruban de fil — 12 centim. 8 millimèt. de large.
1 seringue.

Case de gauche. — 3 serre-têtes — coton.
14 compresses » } différentes grandeurs.
7 » toile } différentes grandeurs.
1 bandage de corps toile.

Tiroir ou compartiment inférieur.

Case de droite. — 1 flacon émeri — éther sulfurique.
1 » liége — laudanum Sydenham.
1 » émeri — chloroforme.

Case de gauche. — 1 flacon liége — alcool camphré.
1 » » — huile d'arachides.

Milieu. — 1 gobelet fer blanc.
1 ventouse.
1 éponge de 10 grammes.
1 vase carré fer blanc pour cuvette.
1 flacon émeri — ammoniaque.
1 tire-bouchon.
1 rouleau sparadrap ichthyocolle.
50 épingles.
60 grammes cire jaune.

1 bougie filée.
1 crayon.
10 aiguilles à coudre.
1 paquet de 2 grammes émétique, par paquets de 0,10 centigrammes.
1 paquet de 4 grammes sulf.-quin., par paquets de 0,20 centigrammes.
1 briquet à frottement.
1 rouleau sparadrap.
1 morceau d'agaric de chêne de 50 grammes.
1 peloton fil gris — 1 paquet de bouchons de rechange.

Les saccoches contiennent les mêmes objets, elles sont doubles et placées sur le cheval d'un cavalier, elles pendent de chaque côté de la selle.

Il faudra, en outre, avoir pour votre usage personnel, une *giberne* contenant une trousse garnie, comme celle que je vous présente ici.

Vous voyez que si vous avez un *aide* qui vous suive de près, qui vous obéisse scrupuleusement ou qui même prévienne vos désirs, vous pourrez être encore d'une grande utilité aux *combattants*.

Vous pourrez sauver la vie à bien des soldats qui tombent, sans être grièvement blessés, et qui, dans l'impossibilité de se remuer, pourraient être foulés aux pieds par les fantassins ou les chevaux, ou encore écrasés par l'artillerie. Autrefois, les médecins arrivaient sur le champ de bataille le lendemain de l'engagement et accouraient de l'ambulance pour ramasser les blessés et les y diriger ; aujourd'hui, grâce aux ambulances volantes, les secours peuvent être plus prompts. Aussitôt après l'action, on détache des médecins et des infirmiers, avec des *brancards*, des hommes du *train*, avec des mulets à cacolets et à litière ; enfin, des prolonges ou des tapissières, fourgons construits exprès ou fourgons du train, rapportent, quand le terrain le permet, les blessés sur le lieu de cette première ligne d'ambulance établie sur les derrières des corps de troupe, à une petite distance.

Nous allons examiner ces différents moyens et transports ; mais laissez-moi vous dire que le rôle du médecin, ici, est de se multiplier. Il faut, en effet, aller d'un endroit à l'autre, faire la visite minutieuse du champ de bataille dans un rayon très étendu ; car, quelquefois des soldats blessés font de longues routes pour trouver un abri et tombent sur leurs parcours, épuisés de fatigues et à bout de forces. Il faut fouiller avec soin tous les fossés, les bouquets d'arbres, les hautes herbes, les masures, etc.

Vous devez remuer les cadavres et épier le moindre soupir, le moindre mouvement d'un corps et ne jamais vous laisser aller à l'illusion d'une mort trop certaine, en présence de blessures graves à première vue et multiples.

Rappelez-vous toujours l'anecdote d'A. Paré et du soldat de la compagnie de Rohan. Tel homme laissé pour mort, peut n'être qu'en *état de syncope* ou d'affaiblissement qu'expliquent de reste, l'ébranlement et la perte de sang qu'il a subis. Il faut encore avoir quelques bonnes paroles d'encouragement pour le militaire, et, en refoulant vos émotions, lui montrer un visage impassible.

Certains blessés, revenus de leurs premières secousses, peuvent marcher tout seuls ou soutenus par un compagnon— ceux là chemineront à pieds, car il importe d'économiser vos moyens de transport. — Certains autres, paraissant bien, s'affaissent quand ils veulent se lever, pâlissent et s'évanouissent. Ayez toujours présents à la mémoire, en pareilles circonstances, les cas de contusion ou déchirure interne qu'on attribuait autrefois au vent du boulet. L'état du pouls vous donnera de précieux indices à ce sujet.

Les malades qui ne pourront marcher, pourront quelquefois, quand on manque de brancards, être portés par deux hommes, soit alternativement sur les épaules de l'un ou de l'autre, en se remplaçant, soit en même temps par les deux, en *flèche* ou de *front*.

Dans le premier cas, le patient est maintenu dans la position verticale, appuyé à un mur, à un arbre ; le porteur lui tourne le dos, fléchit sur ses jarrets et enlève son fardeau, en s'appuyant sur son compagnon, pendant que le blessé lui entoure le cou de ses deux bras. Quand l'infirmier est fatigué, il se fait remplacer de la même façon et avec les mêmes précautions, par son camarade. Dans le deuxième cas, un des porteurs prend le blessé par dessous les aisselles en se plaçant derrière lui, tandis que le deuxième, lui tournant le dos, prend ce même blessé par les jambes en les lui tenant écartées et de chaque côté de ses flancs, sur lesquels elles appuient. Puis les deux porteurs marchent au pas.

D'autres fois, on peut asseoir le malade sur les bras croisés des porteurs qui lui font une chaise de leurs poignets, ou un fauteuil en se tenant d'un bras par la nuque et de l'autre se donnant la main. Alors ils marchent de front et toujours du même pas — puis ils changent de côté.

Quand un seul infirmier se trouve en face d'un blessé qu'il ne peut charger sur ses épaules, il peut alors le porter à bras, en s'aidant d'une forte écharpe qu'il suspend à son cou, et le poids ne porte plus en entier sur ses bras, mais sur l'axe du corps, ce qui le fatigue moins. Il va sans dire que le siége du malade est passé dans l'anneau de l'écharpe. Mais tous ces moyens ne valent pas le *brancard* qui économise les forces des uns et des autres. On prendra de grandes précautions pour placer sur ces brancards les hommes impotents. Si le sujet est atteint de fracture du membre inférieur, avec ou sans complication, il ne faudra l'y mettre qu'après avoir réduit la fracture et avoir mis au moins un appareil provisoire.

Pour cela faire, le chirurgien se charge du membre fracturé, un aide, du membre sain; tandis que deux autres, ou un seul, s'il est fort, enlèvent le tronc et le siége, et tous agissant avec ensemble, déposent le malade sur le brancard. Il faut, dans ces manœuvres, beaucoup plus d'adresse que de force.—Vous aurez soin que l'extrémité du membre fracturé soit plus haute que sa racine et que la tête soit en avant, pendant la translation.

Dans les cas où il y a une *plaie avec écartement* des bords, ou surtout une hémorrhagie, évitez le plus possible les mouvements et surtout les mouvements inutiles.

Il faut, autant que possible, que les deux brancardiers soient de la même taille. Si l'un est plus grand, il se met du côté des pieds; s'ils gravissent une pente, ce sont les pieds du blessé qui doivent passer devant et non plus la tête. Il faut que les porteurs marchent d'un pas égal, régulier et pas trop cadencé pour ne pas secouer le blessé.

Les brancards, ni les bras qui les portent, ne sont jamais assez nombreux sur le terrain ; mais leur modèle est très varié.

Le brancard en usage dans l'armée se compose :

2 hampes indépendantes en bois de frêne ;

1 toile solide rectangulaire, avec coulisses pour passer les hampes.

2 traverses fixes en bois garnies à chaque bout d'un anneau — quelques courroies et quelques boucles, enfin des bretelles pour les porteurs. Ce modèle est très-commode, il ne pèse que 8 à 10 kilog. —

Il y a encore le Brancard-Bastien, fait d'un paillasson renforcé de tiges de joncs et de ficelles goudronnées. Puis le brancard-Gauvin à 4 ressorts et même à 2 roues — ce dernier est trop encombrant. — Le brancard-litière, qui ressemble à une chaise longue à dossier renversé, trouve son emploi dans les coups de feu et les plaies pénétrantes de poitrine avec suffocation.

Vous avez entendu parler de la voiture Masson ! c'est un long cabriolet à deux roues, recouvert de toile, traîné par un cheval ou un mulet — Il peut transporter deux malades couchés et deux assis ou six malades assis. Ce véhicule a rendu d'excellents services au Mexique ; mais il a un mouvement de va et vient difficile à combattre ; et si le cheval s'abat les blessés éprouvent une violente secousse ou même une chute dangereuse. Il vaut mieux, quand on peut se servir de voitures, employer celles à 4 roues. Celles-ci peuvent-être ramenées à 3 types :

1er type. — Voitures-omnibus, qui font partie du matériel français. Elles sont lourdes et ne peuvent transporter que 2 malades couchés et 3 assis sur le siége, ou bien 10 à 12 assis. Elles ne conviennent pas aux blessés graves ;

2e Type. — Char-à-bancs : il est léger ; on peut le recouvrir et le disposer à recevoir des malades graves.

3e Type. — Tapissière — c'est le char-à-bancs transformé. Les Américains et les Anglais ont adopté ce dernier type.

Un de ces modèles, la voiture Kellner, peut contenir 6 malades couchés — Une voiture américaine excellente est celle dont la caisse, au lieu de reposer sur des ressorts, est suspendue par 4 anneaux de caoutchouc, qui amortissent ainsi les chocs du cahotage.

Michel Lévy estime avec raison que le brancard est le moyen à préférer pour le transport des blessés, du terrain à l'ambulance; seulement, il exige deux et quelquefois quatre porteurs pour un seul blessé et il fait le calcul suivant, pour en démontrer l'insuffisance.

Supposez une armée de 150,000 hommes, laissant sur le champ de bataille 15,000 blessés, ce qui n'est pas exagéré, et les ambulances établies à un kilomètre, derrière les troupes, ce qui est le point le plus rapproché. Les 4 hommes que requiert la manœuvre du brancard ne feront guère qu'un voyage en 3 heures, soit 4 voyages en 12 heures — d'où il faut 15,000 brancardiers, nécessaires à ce seul office, sans préjudice des infirmiers indispensables pour le service intérieur de l'ambulance et des évacuations. — Or pour avoir 15,000 brancardiers présents sur le terrain, il faut en former un corps de 20,000 ; tandis que chaque soldat du train des équipages, conduisant 2 mulets avec 4 cacolets ou litières et pouvant faire facilement 5 voyages en 12 heures, c'est-à-dire amener 20 blessés à l'ambulance, il suffit de 750 hommes, et 1,500 mulets à cacolets ou litières. — Vous trouverez dans l'excellent ouvrage de M. Legouest, qui devrait-être le catéchisme du chirurgien d'armée, la description de ces cacolets et de ces litières, avec des figures qui les feront comprendre à ceux d'entre vous qui ne les connaissent pas.

Le cacolet est un siége fixé au côté du bât et qui est équilibré par celui du côté opposé ; lorsque l'un des deux est vide le muletier s'y met lui-même pour faire contre-poids et de manière que la charge ne blesse pas l'animal ; une ceinture en cuir retient en avant le blessé. Quand celui-ci ne peut s'asseoir, il est mis sur un mulet à couchette qui remplace dans ce cas le cacolet. Cette couchette est un véritable lit en fer qui se plie. On aura soin de coucher le malade la tête en avant, de le recouvrir avec un rideau placé sur le cerceau mobile, et de mettre le côté endommagé vers l'extérieur.

Les deux mulets sont attachés par une chaîne et marchent l'un derrière l'autre, le conducteur les précède et tient la chaîne de la première bête.

Nous avons le regret de constater ici une lacune dans l'armée Française, c'est qu'il n'y ait pas un service spécial pour le transport des blessés et que l'on soit, chez nous, obligé d'emprunter, pour cet usage, les équipages du train, pouvant faire défaut à un moment donné.

Dans certains cas, on utilise tout, les caissons et même les pièces d'artillerie, les chevaux des médecins, des officiers, de l'état-major. Quand Bonaparte leva le siége de Saint-Jean d'Acre, il ordonna que tous les chevaux, sans excepter les siens, fussent employés au transfert des blessés. Larrey, après la bataille de Bautzen, fit transporter, à Dresde, par les habitants, ses blessés, sur des brouettes destinées aux denrées et aux marchandises : c'est de ce jour que ces petits véhicules ont acquis leur réputation.

En Syrie, il fit confectionner 100 paniers en forme de berceau, portés par des chameaux et destinés à recevoir des blessés. M. Legouest qui a usé de ce même moyen en Afrique, 1845, a été obligé d'y renoncer à cause de l'allure de cet animal.

C'est avec ces expédients que sont amenés à l'ambulance de première ligne le plus de blessés possible, le premier jour, et tous si on le peut. Cette *ambulance* doit être établie dans un pli de terrain, dans un bouquet d'arbres ou dans quelque construction abandonnée sur laquelle on hissera immédiatement le pavillon rouge. Elle doit être à une distance suffisante de l'arrière-garde pour ne pas être inquiétée par les boulets de l'ennemi, et il faut qu'elle puisse s'approvisionner d'eau facilement; il faut aussi qu'elle soit d'un accès facile pour les chevaux et les piétons.

C'est ici que vous aurez recours au matériel, *dit d'ambu-*

lance, qui est contenu, soit dans des *cantines régimentaires*, soit encore mieux dans un fourgon, dit *caisson*. Vous trouverez dans la chirurgie de M. Legouest, cinq planches représentant ce *fourgon* sous toutes ses faces, et vous y trouverez la nomenclature des objets nombreux qu'il contient.

Nous n'avons pas assez souvent l'occasion de louer l'Intendance, pour que nous ne disions pas ici qu'elle mérite des éloges pour sa prévoyance et l'aménagement de son matériel. Ce *caisson* contient beaucoup de choses utiles et indispensables. Objets de pansement, de traitement, d'aménagement, d'installation première, tout a été prévu. Pour vous en donner une idée, je vous dirai qu'on y trouve :

1500 pansements généraux.
20 » spéciaux (fractures diverses).
210 » accessoires (écharpes, bandages de corps, etc.)

La charpie est calculée à raison de 30 grammes par pansement. Plus, une réserve de grand linge pour 270 pansements imprévus. Soit : 2000 pansements en tout.

Il y a une grande boîte à *amputation* et *trépan* et une boîte de *couteaux de rechange*, ce qui est très-nécessaire quand on pratique un grand nombre d'opérations.

En 1865, M. Legouest réclama aussi des boîtes à avulsion des dents et à résection, des liquides hémostatiques et un certain nombre de sacs en toile et de paillasses vides que l'on pourrait remplir de paille, de foin, d'herbes, de joncs, de menu branchage, pour le couchage des blessés.

Il réclama encore une augmentation du nombre de brancards et de couvertures, et enfin 2 barils de 50 litres chacun, transportables à dos de mulets et destinés à procurer la provision d'eau à l'ambulance.

En France, l'ordonnance du 3 mai 1832, sur le service *des* armées en campagne, attribue aux intendants et sous-intendants la responsabilité du service de santé. Elle les charge de réunir les moyens de secours et de transport des blessés, avant et pendant l'action. Ce sont eux qui proposent aux officiers généraux le choix de l'*emplacement* et des ambulances, après avoir consulté le médecin et l'officier d'administration, chef de service. L'officier d'administration doit se procurer une ample provision de paille ou de foin, rassembler près de l'ambulance, tous les moyens de transport qui se trouvent chez les habitants. L'officier comptable fait décharger les caissons, procède à l'installation de la tisanerie, de la cuisine, fait étendre en litière la paille ou le foin pour coucher les blessés. — Les médecins disposent leurs appareils, et le pharmacien prépare des boissons en abondance.

Vous savez, Messieurs, que le personnel médical se compose :

1° D'un médecin en chef de l'armée ;

2° De médecins en chef de corps d'armée ;

3° De médecins attachés { aux hôpitaux, / aux ambulances ;

4° Enfin, des médecins attachés aux corps de troupe. Ces derniers sont ainsi répartis :

Pour un régiment d'infanterie { Un méd.-major de 1re classe / Un méd.-major de 2e classe / Un aide-major.

Pour un régiment de cavalerie { Un méd.-major de 2me clas. / Un aide-major.

Pour un bataillon de chasseurs — Comme pour ce dernier.

Ceux des ambulances sont pour une colonne de 10,000 hommes, autrement dit pour une ambulance divisionnaire :

1 Médecin-major de 1re classe,
2 Médecins-majors de 2me classe,
4 Aide-major,
1 Pharmacien aide-major,
1 Officier d'Administration,
6 Adjudants d'Administration,
94 Infirmiers, dont 6 sergents et 8 caporaux complètent le personnel mixte de cette ambulance. En tout : 129 hommes de personnel.

Une pareille ambulance a à sa disposition :

30 Tentes de campement (et accessoires),
24 Paires de litières,
250 Paires de cacolets,

et pour porter le tout, 364 mulets.

Ces chiffres décroissent proportionnellement par unité de mille, et pour 1000 hommes le personnel est réduit à 22, le nombre des mulets à 49, celui des tentes à 2.

Tels sont les chiffres officiels. Nous verrons bientôt la composition en personnel, matériel et moyens de transport d'une ambulance internationale, de celles qui ont fonctionné dans la dernière guerre.

Cette énumération, Messieurs, vous a paru bien longue, sans doute, et cependant l'insuffisance des secours actuels est incontestable, et il importe qu'on y remédie au plus tôt ; malheureusement il est à craindre que tant que le service médical ne sera pas distinct, autonome, pourvu des moyens d'autorité et d'action que lui enlève la tutelle de l'intendance, les choses ne demeurent longtemps dans cet état d'infériorité vis-à-vis des autres nations qui admirent notre rouage administratif, mais qui s'empressent de ne pas l'imiter. D'ailleurs, Messieurs, peut-être, touchons-nous à la réforme ; car si l'on en croit l'*Avenir militaire*, journal sérieusement rédigé par des officiers instruits, l'*Intendance* a donné, dans les grandes manœuvres qui viennent d'avoir lieu, la mesure de son incapacité et de son impuissance.

Le 7e corps notamment est signalé dans cet article, comme ayant été mal approvisionné ; on pourrait y joindre le 15me corps où la plupart des soldats campés avaient à faire 4 et 5 kilomètres pour aller à la distribution. De pareils faits se produisant alors qu'on devait avoir tout prévu, longtemps à l'avance, parlent assez haut et l'on se demande, ou plutôt on ne se demande plus, ce qu'il arriverait dans une campagne sérieuse.

Les Allemands l'ont bien dit, Messieurs : « En campagne, la part de l'imprévu s'impose d'elle-même ; il faut la diminuer, par avance autant que possible, et, s'il se peut, réglementer même les exceptions qui ne tardent pas à se montrer. »

L'imprévu, Messieurs, voilà ce qui exerce le génie et c'est dans cette occurence que la conduite d'un homme peut le révéler.

Une réforme profonde, complète de ces tristes événements,

est devenue urgente, s'écrie M. Sédillot ; et il faut une transformation complète aussi. — Il faut que les ambulances puissent *opérer* et *panser* en 24 heures plusieurs milliers de blessés. Voici ce qu'il propose et comment il veut que l'on procède : on apporte les blessés, plusieurs médecins, chargés d'un premier classement, partageraient les malades en plusieurs catégories :

a.— Pour la ligature des vaisseaux (peu fréquente.)

b.— Pour les amputations.

c.— Pour les appareils d'immobilisation des fractures.

d.— Pour l'extraction des balles ou des esquilles libres.

e.— Pour les simples pansements.

Chacun de ces groupes serait séparément traité.

Prenons pour exemple les amputations.

Deux ou trois aides chloroforment les malades.

Le 1er pendant l'opération ; le 2e dans le temps qui la précède ; le 3e pendant le trajet du dépôt provisoire à la salle d'attente, quelles que soient les localités affectées à cet emploi..

L'opérateur, entouré d'élèves dont l'aptitude lui est connue leur a partagé les rôles : — l'un fait la compression de l'artère principale du membre ; le 2e, les ligatures ; celui-ci relève et soutient les chairs; celui-là présente les instruments, les surveille et les tient à la disposition du chirurgien dont il doit prévoir et devancer les demandes ; — un 5me soutient la portion à enlever ; — un autre fournit les éponges propres, bien exprimées et sans cesse renouvelées, puis il offre les pièces de pansement, préparées à l'avance, si l'opérateur les met lui-même.— Pour gagner du temps, il peut en confier le soin à des aides spéciaux ; alors le malade, transporté sur une autre table, est remplacé par un autre déjà chloroformé. Le chloroformisateur, devenu libre, s'occupe du deuxième malade et ainsi de suite. — Le *nouveau blessé*, placé sur une table, est soumis à un dernier examen et l'opérateur procède à l'amputation de la même manière, s'il la juge nécessaire ou renvoie le malade à la catégorie (appareils) si l'on doit tenter la conservation.

Une pareille division du travail permet au même chirurgien de pratiquer 6 à 12 amputations par heure et, dans une foule de cas, les chirurgiens d'armée ont passé 24 et 36 heures consécutives, sans prendre de repos et sans cesser de prodiguer leurs soins aux malheureux qui les réclamaient. On arrive donc ainsi facilement au chiffre de 100 amputations.

Si l'on suivait ces conseils, on pourrait soulager *immédiatement* un grand nombre de blessés et aviser ensuite à leur prompte évacuation, dans des localités pourvues d'hôpitaux et de secours de tout genre. On réaliserait surtout le premier degré de la solution du problème de la dissémination.

Nous venons de prononcer le mot d'évacuation; c'est là une des questions les plus importantes du service de santé en campagne ; et c'est à la dissémination rapide d'un grand nombre de blessés qu'on devra souvent d'échapper à ces *épidémies* fréquentes et meurtrières dont le foyer infectieux sera ainsi aussitôt détruit.

Ce sont ces mesures d'enlèvement précoce des blessés, loin du champ de bataille, loin du spectacle douloureux qu'ils ont sans cesse devant les yeux, qui nous permettent de diminuer la terrible consommation de la vie humaine par ce fléau qui est bien humain aussi, la guerre, c'est-à-dire la destruction de l'homme par l'homme, comme s'il n'avait pas de plus nobles destinées.

Jusqu'à ce jour notre organisation a bien laissé à désirer sous ce rapport, et dans la dernière guerre les Prussiens nous avaient devancés dans l'organisation de ce service qu'ils appellent « des Etapes, » mettant à profit l'expérience malheureuse des guerres antérieures.

Avant la création des chemins de fer, ces évacuations pouvaient présenter des difficultés quelquefois insurmontables et l'on devait utiliser tous les moyens de transport que l'on trouvait dans le pays. Les convois cheminaient lentement, faisaient des haltes fréquentes et étaient une fatigue pour le malade bien plus qu'un soulagement. Suivant le théâtre de la guerre, on se servait des canaux, des rivières ou de la voie de mer. C'est ainsi qu'au siége d'Anvers, les malades de l'ambulance de la lunette d'Hobokem étaient envoyés par le Ruppel (bras de l'Escaut) à l'ambulance de Boom. C'est dans un de ces convois que Michel Lévy signala l'apparition du *Tétanos* chez des hommes mal protégés contre le froid.

En Crimée, les traversées de la Mer Noire étaient fatigantes, à cause du temps et surtout du mauvais aménagement des bateaux durant la première période. Plus tard, les Messageries transportèrent des amputés dans des compartiments de deuxième classe et en sauvèrent un grand nombre.

Les chemins de fer ont servi pour la première fois à cette opération, à la suite des évacuations d'Orient en France. Ils ont permis de disséminer les malades arrivés à Toulon ou à Marseille, par les Paquebots, sur une vaste étendue territoriale. Ils ont encore servi après la guerre d'Italie et n'ont pu le faire comme on l'aurait désiré, dans la guerre franco-allemande par des raisons que nous dirons bientôt.

Dès qu'une armée entre en campagne, avant que le premier coup de fusil ait été tiré, les malades se montrent déjà et les ambulances sont encombrées quand entre le premier blessé. Au début, c'est la simple fatigue des nouveaux arrivés qui ne sont point encore entraînés ; puis, ce sont les influences telluriques, les chaleurs ou le froid, enfin les épidémies nées sur place (dyssenterie, fièvre typhoïde, typhus) ou apportées de loin (choléra, variole) qui se chargent de peupler l'ambulance. Or, il faut à tout prix éviter l'*encombrement* qui a une influence si funeste, pour ne parler que des blessés, sur les plaies, et ouvre bien vite la porte à toutes les complications.

Vous comprenez combien la pratique de la chirurgie est difficile, pour ne pas dire impossible, dans de pareilles conditions ; déjà, dans nos hôpitaux bien aménagés, bien aérés et en dehors de toute influence épidémique, nous n'échappons pas toujours à ces affections septicémiques si redoutables : que sera-ce donc dans les conditions que créent les fatigues et les privations de la guerre, les rassemblements de nombreux effectifs et les émanations pestilentielles d'un champ de bataille, sans compter l'intempérie des saisons ! La seule planche de salut, c'est la dissémination pratiquée sur une très-large échelle. C'est elle qui diminuera non seulement la *mortalité* ; mais encore la *morbidité militaire*, c'est-à-dire, cette manifestation de la condition qui expose les soldats à la maladie. La maladie, vous en doutez-vous ? Messieurs, elle fait dix fois plus de victimes que toutes les causes traumatiques qui menacent la vie des combattants.

Dans les climats tempérés de la zone septentrionale, la mortalité des adultes domine pendant la saison froide et à mesure que l'on descend vers une zone plus méridionale, l'époque du maximum de la mortalité tend à se reporter en été et en automne. Les fortes chaleurs, subies alors par les populations, augmentent leur morbidité ; le nombre des malades, qui est plus grand, est aussi, il faut le dire, hors de proportion avec le chiffre des décès. C'est ainsi qu'en 1864, il n'y a eu à l'hôpitalmilitaire de Rome, qu'un décès environ sur 100 fièvreux, alors que dans les hôpitaux militaires de France ce chiffre est 3 ou 4 fois plus élevé. Si l'on perdait à Rome, en Algérie plus de soldats qu'en France, relativement au chiffre de l'effectif, on en perdait moins relativement à celui des malades.

Sous des influences plutôt atmosphériques que telluriques, la morbidité prend quelquefois des proportions exceptionnelles, à certaines époques de l'année, ainsi qu'on l'a noté pour Philadelphie, par exemple, où les influences saisonnières sont très-accentuées en été et surtout en juillet. En allant vers le sud, la période saisonnière de morbidité prend un accroissement plus grand et certains climats ne deviennent abordables pour l'homme que pendant quelques mois, ou même quelques semaines de l'année.

A ces conditions d'un ordre cosmique viennent se joindre certaines circonstances susceptibles d'augmenter la *morbidité militaire*. Les unes sont collectives, telles que les *épidémies* ou les affections qui naissent de l'agglomération elle-même ; les autres sont individuelles, telles que l'âge du soldat, les habitudes alcooliques, etc. Au premier groupe, se rapportent : le *typhus*, la *stomatite ulcéreuse* et l'*opthalmie militaire* qui naissent bien directement de l'encombrement et s'éteignent avec la dissémination ; et encore : les maladies virulentes, *varioles*, *scarlatines*, où l'agglomération multipliera les occasions de *contagion* ; — enfin, la *phthisie pulmonaire* et le *scorbut*, suivant M. Léon Colin, mais à un autre titre, feraient aussi partie de cette première catégorie.

Pour la *phthisie*, c'est moins la viciation de l'air, résultat de la vie en commun, que la diminution pour chacun, de la quantité d'air respirable suffisante et nécessaire au fonctionnement régulier des organes de la respiration. Quant au *scorbut*, il proviendrait surtout de la réduction, par la consommation commune, non plus de l'air ; mais de la ration individuelle d'aliments. C'est ainsi que sur de petits bateaux pêcheurs, il peut se montrer dans un équipage composé de 5 ou 6 hommes vivant tous sur le pont, soustraits, par conséquent, aux mauvaises conditions du défaut d'aération, mais privés le plus souvent d'une nourriture suffisante.

La durée de la guerre, multipliant les causes que nous venons de passer en revue et y ajoutant la fatigue individuelle du soldat, augmente encore dans de grandes proportions la morbidité—On a pu le constater en Crimée où l'infection a été croissante dans nos ambulances et où l'on n'a eu à traiter pas moins de 200 mille malades (d'octobre 1855 au 30 avril 1856).

L'âge du soldat est une des conditions les plus importantes de sa morbidité et elle est surtout marquée en temps de guerre, sur les plus jeunes qui résistent moins aux premières fatigues. C'est ainsi qu'en Crimée, en Italie, nos troupes avaient déjà perdu, dès la première entrée en campagne, plus du dixième de leur effectif.

Les affections les plus communes aux jeunes soldats sont d'abord : les *embarras gastriques*, les fièvres rémittentes, muqueuses, qui trahissent la difficulté de l'acclimatement ; les affections vénériennes entrent pour une large part dans la morbidité des conscrits. Puis, ce sont les affections dites petites épidémies militaires, méningite, ophthalmie, stomatite, scarlatine et enfin, d'après Larrey, prédisposition aux congélations et à l'asphyxie par le froid, vu le plus grand besoin de sommeil.

Après l'âge de 35 ans, le militaire redevient sensible à toutes ces influences morbifiques. D'où il résulte qu'il serait bon de faire passer un plus grand nombre d'individus sous les drapeaux, pour les acclimater à la vie militaire et pouvoir les renvoyer plus tôt dans leurs foyers, avant qu'ils aient subi l'influence nocive de la vie des camps trop longtemps prolongée, et de les prendre aussi moins jeunes que ne l'exigent quelquefois les levées en masse ou exceptionnelles.

Les excès de boissons, on le comprend, sont encore une cause spéciale de morbidité et sans vouloir étudier cette question à fond, nous nous bornerons à dire que dans notre armée il y a eu en 1868-69-72 — chaque année environ 12 décès, soit un trente millième dû à l'alcoolisme. Ces chiffres se rapprochent beaucoup des relevés statistiques de l'armée américaine, où cette influence est à peu près égale à la nôtre, au lieu qu'en Angleterre elle est près de 4 fois plus forte. Messieurs, cet aperçu, bien que très-incomplet et qui trouvera dans l'histoire des épidémies de plus grands développements, nous laisse assez voir qu'il y a un puissant intérêt à *disséminer* les malades et à les soustraire aux mauvaises conditions hygiéniques qui pullulent à la suite des armées. C'est pour vous en mieux faire comprendre encore l'utilité que je crois devoir vous raconter avec quelle sollicitude et quels succès nos voisins d'outre-Rhin ont établi ce service spécial au moyen des chemins de fer installés exprès pour cette destination, système qu'ils ont d'ailleurs emprunté aux Américains.

C'est à l'initiative de ce dernier peuple pendant la guerre de la sécession, que l'on doit la création des trains sanitaires qui ont été depuis améliorés de tous les désidérata que leur expérience avait signalés.

Dans l'armée allemande, le service des évacuations des malades et des blessés, en arrière des armées, est lié intimement au service général des *Etapes*. Chaque corps d'armée possède, dans l'étendue de sa circonscription territoriale, un point fixe, situé dans une localité importante qui sert de concentration au corps d'armée et où viennent aboutir tous les services, d'où émanent tous les ordres. C'est l'*Etappen anfangs-ort* (lieu du commencement des Etapes). Le long de la route qui rejoint ce point au corps d'armée, sont installés des gîtes d'étapes, *Eisenbahn Etappen ort* éloignés de 20 à 24 kil. les uns des autres, pour les voies ordinaires, et de 150 à 200 kil. si la route est une voie ferrée. Du côté de l'ennemi, le premier gîte d'étape s'appelle *Etappen-haupt ort* (tête de ligne), où l'on réunit les troupes et les objets matériels destinés au corps d'armée.

A la tête du service général des Etapes se trouve un officier général inspecteur et un état-major où figurent un directeur des chemins de fer, un intendant des étapes, un médecin en chef des étapes, un directeur des télégraphes, un des postes, etc. Chaque gîte d'étape possède un hôpital provisoire destiné à réconforter les *convois sanitaires*, à leur fournir vivres, médicaments, etc., etc., à recueillir certains malades qui ne peuvent continuer la route ou à lui en donner de nouveaux.

Pendant la guerre, 21 trains sanitaires allemands ont transporté les malades et les blessés, et le gouvernement acceptait le concours des sociétés de secours, à la condition de les enrôler, personnel et matériel, sous l'autorité militaire.

Un train sanitaire se composait en général de :

20 wagons à malades.
1 » salon (pour le personnel).
2 » voyageurs (malades légers).
1 » provisions.
1 » cuisine.
2 fourgons à bagages.
1 wagon plate-forme (charbons de chauffage).

Chaque wagon de malades comptait 16 lits en été et 10 lits en hiver ; ils étaient installés de la façon suivante :

Le long de la paroi latérale du wagon étaient deux rangées de colonnes, laissant entre elles un espace suffisant pour la longueur d'un brancard, et, entre chaque rangée, l'espace suffisant pour la largeur de ce genre de lit. On pouvait ainsi, en superposant et alternant les brancards, en placer 8 de chaque côté, le milieu formant une allée pour la circulation.

Chaque wagon communiquait ave ses voisins par une plate-forme avec un pont mobile, de façon qu'on pouvait ainsi aller d'une extrémité d'un train à l'autre. Les brancards étaient, en outre, suspendus par de forts anneaux en caoutchouc sur des chevilles fixées dans les colonnes; et pour éviter que ces anneaux ne se brisassent par le frottement, on les avait fait reposer sur des rondelles de cuir. De cette façon, le malade couché évitait le cahotage et la trépidation des trains en mouvement.

En hiver, ces trains étaient chauffés par des poêles en faïence, en briques réfractaires, qui occupaient le milieu du côté qui n'avait que 4 lits au lieu de 8. Des fenêtres garnies de vitres mobiles et pratiquées dans chaque paroi permettaient la ventilation des wagons et facilitaient le tirage, deux bonnes conditions pour désinfecter ces compartiments calqués sur le modèle américain.

Dès le début de la guerre, le gouvernement allemand possédait 200 wagons et disposait, par conséquent, de 3,200 places assurées sur les chemins de fer pour le transport des blessés, avant même le début des hostilités. Nous ne décrirons pas les modifications qu'on fit subir aux wagons bavarois, badois, hambourgeois, etc.: elles sont peu importantes. Qu'il nous suffise de savoir que ces 21 trains allemands étaient de véritables hôpitaux roulants, qu'ils renfermaient 3724 places disponibles et que le prix de revient d'un train prussien (somme nécessaire à la transformation du matériel des chemins de fer), était de 10,875 francs.

Le service médical était ainsi composé:

d'un médecin en chef.

de 2 aides-majors.

de 2 sous-aides.

de 10 sous-officiers.

Et d'une vingtaine d'infirmiers.

Voici comment on procédait :

Le train partait chargé de malades. Le médecin en chef, assisté de ses aides, faisait une visite générale, révisait le placement des blessés, leurs situations, faisait panser ou pansait lui-même ceux qui ne l'avaient pas été le jour même, et distribuait le travail à ses aides. Les jours suivants, après le 1er déjeuner, les aides-majors faisaient la visite, chacun dans sa section, donnaient les prescriptions, pansaient les blessés et le médecin en chef passait ensuite l'inspection. Après la visite, les gens de service se livraient au nettoyage des wagons, des ustensiles; puis, dans l'après-midi, les aides-majors faisaient une deuxième visite après laquelle le médecin repassait dans les compartiments.

Les objets de pansements ne faisaient point défaut, pas plus que les médicaments, sauf le *sulfate de quinine* qui ne méritait certainement pas une pareille exclusion, ou même un pareil oubli. Ces convois étaient richement approvisionnés de vivres — café, cacao, farine, légumes secs de toute nature, boîtes de conserve de viandes et de légumes, pruneaux, confitures, biscuits de mer, biscuits anglais, citrons, extrait de viande, viande et charcuterie fumées. Et de liquides : eau gazeuse, bière, vin rouge, vin du Cap, Porto, cognac, rhum; enfin, *lait conservé*. De plus, le médecin en chef se procurait à l'*Anfangs-ort* — par voie de réquisition, science que les Prussiens possèdent à un degré que je m'abstiens de qualifier, ou autrement, des vivres frais, pain, viandes, œufs.

Chaque soir, le cuisinier venait prendre les ordres du médecin en chef pour le repas du lendemain matin, et dans le jour, pour celui du soir.

Les malades faisaient un 1er déjeuner avec soupe à la farine ou au pain, ou café au lait avec pain et beurre.— A midi, ou 1 heure venait le principal repas — composé d'un potage, un plat de viande, un de légumes et un dessert. Le soir, distribution générale de soupe grasse ou maigre, de pain, de beurre ou de jambon. Chaque malade recevait, en outre, du vin ou de la bière; enfin, on faisait aussi quelques distributions de tabac et de cigares. Le personnel se nourrissait aux gîtes d'Etapes ou quelquefois à la cuisine du train.

M. Morache, à qui nous avons emprunté ces renseignements détaillés, nous apprend encore que la mortalité n'a été que très-minime sur ces trains, du moins pour celui dont on a pu contrôler la statistique.

Le train n° 5, sur 12,000 individus transportés en 5 voyages, n'a eu qu'un seul décès.

On ne sait pas au juste le nombre de malades transportés de France en Allemagne ; mais le Dr Peltzer indique qu'il en est passé par Nancy 144,290 dont 17,358 en 83 voyages de trains sanitaires, du 23 août 1870 au 5 mai 1871.

Les 4 trains bavarois ont accompli 39 voyages et ont transporté 10,800 malades blessés.

Ces chiffres, Messieurs, parlent assez haut en faveur de l'établissement de ces trains et vous prouvent combien a été grande leur utilité, et précieuse leur installation. Aussi avons-nous à regretter que la guerre de 1870-71 ait surpris l'administration française sans aucune organisation qui rappelât, même de loin, celle-là. Ceci prouve une fois de plus combien notre armement en temps de paix différait de ce qu'il devait être en temps de guerre.

Notre service médical, par exemple, donne en temps de paix 1 médecin sur 437 hommes et en temps de guerre, 1 médecin sur 1500 hommes, en supposant que tous les médecins soient envoyés aux ambulances. Le chiffre total de nos confrères de l'armée, pris dans l'*Annuaire de* 1875, donne 1147 médecins militaires. Notre effectif est de 400,000 hommes environ. Faites le compte et voyez la proportion. En Crimée, l'insuffisance numérique des médecins s'est élevée à la hauteur d'un malheur public, a dit Michel Lévy.

En Prusse, au contraire, à Sadowa, il y avait 10 ambulances de corps d'armée, et 51 ambulances divisionnaires. Les régiments comptaient 6 médecins au lieu de 3, comme en France, et l'on avait ainsi 1 médecin par 340 hommes d'effectif et 1 médecin par 17 blessés en 3 mois, d'après la proportion officielle : 13,731 blessés, 2553 tués.

Si la rapidité de nos désastres empêcha le gouvernement de prendre des mesures effectives au début de la guerre ; si celle-ci, bien différente de celles que nous avions faites loin de la patrie, nous réservait d'amères surprises, il faut avouer cependant qu'en présence du danger on ne resta pas les bras croisés.

Ainsi le 19 juillet 1870, un intendant fut désigné pour s'entendre avec la Compagnie de l'Est, au sujet de l'aménagement pratique des wagons. Malgré l'activité des ingénieurs de cette Compagnie, les circonstances ne permirent pas d'utiliser ce matériel; et plus tard, sur la Loire, nos blessés et nos malades qui encombraient les villes, les villages et les routes tombèrent au pouvoir de l'ennemi, avant qu'on eût pu les enlever. Cependant le 25 décembre 1870, une circulaire du ministre de la guerre et de l'intérieur prescrivait de créer, sur les lignes ferrées, des ambulances provisoires, pouvant contenir 1000 à 1200 blessés.

Et à ce propos, nous dirons que M. Devilliers, médecin en chef de la ligne P. L. M., avait mis en œuvre immédiatement tous les ressorts et toutes les ressources de l'administration de cette Compagnie, pour venir en aide au soulagement de nos malheureux blessés, et avait installé, dans les meilleures conditions possibles, le service du transport. Voici les résultats qu'il obtint de la création presque immédiate de plusieurs grandes ambulances dans les gares des stations de cette importante ligne.

A Paris, 22 lits. — Reçu 16 malades,
+ 22 blessés.

Sur 38, 1 seul décès.

La grande ambulance de Paris, sitôt après son installation, fut réquisitionnée par l'autorité militaire.

A Mâcon, ambulance de 180 lits,

A Lyon-Perrache, 250 lits. — Du 20 octobre au 1er mars plus de 25,000 soldats y avaient été couchés, réconfortés et soignés; 6400 d'entre eux y avaient été pansés pour des blessures plus ou moins graves.

A Valence, du 1er novembre au 1er mars, on a soigné, alimenté et ravitaillé à l'ambulance de la gare 22,000 militaires dont 1/4 environ blessés, et beaucoup de cas de *congélation*.

A Marseille, on a reçu 12,088 malades,
+ 3,546 blessés.

Total. . . 15,634 hommes.

Dans d'autres gares secondaires, des milliers de soldats de passage ont reçu des soins et des aliments. Cela était bien sans doute ; mais c'était le résultat des efforts isolés d'un chef de service, qui remplit d'ailleurs les fonctions qui lui sont confiées avec une intelligence et un mérite appréciés de tous. Le 10 et le 12 janvier 1871, parurent de nouvelles circulaires ministérielles qui visaient le service des évacuations, et devaient donner à ces tentatives un caractère officiel et plus général. Ces décrets partageaient en sept lignes cet important service de façon à desservir les armées de la Loire, de l'Est et les différents corps de troupe. Hélas, il était trop tard !...

Mentionnons cependant ces lignes à titre de renseignements :

1re ligne : Caen et Cherbourg à Brest, par Le Mans ;

2e ligne : Vendôme et Quimper à la Rochelle, par Tours et Angers ;

3e ligne : Blois et Bayonne, par Poitiers et Bordeaux ;

4e ligne : Orléans à Perpignan et Tarbes, par Agen et Toulouse ;

5e ligne : Gien et Nevers à Nîmes et Cette, par Clermont-Ferrand ;

6e ligne : Dijon et Besançon à Marseille et Nice ;

7e ligne : Réseau du Nord et de la Seine-Inférieure.

La dernière circulaire réglait aussi le service médical et désignait les catégories de malades à évacuer.

Nous venons de vous donner un résumé, fort incomplet sans doute, de tout ce qui avait été fait de militaire et d'officiel ; nous aurions à vous signaler encore d'importantes lacunes de cet agencement que ne sont pas venues combler d'une manière complète les sociétés de secours volontaires aux blessés. Disons-le bien haut cependant pour qu'on ne se méprenne pas sur le sens de nos paroles, le vice le plus grand était la soustraction de ces ambulances à l'autorité militaire ; et si le système de décentralisation a du bon dans les temps de calme et de prospérité, il diminue, en temps de guerre où tout doit concourir avec ensemble au même but, la résultante des forces vives d'un pays, en les éparpillant. Tout effort isolé ne peut être efficace que s'il est en communion, s'il marche de concert, avec l'effort collectif. Cela dit, Messieurs, nous donnons pleinement notre adhésion à l'établissement des ambulances volontaires, de la Presse ou internationales, et nous sommes les premiers à reconnaître les importants services qu'elles ont rendus à la France, comme nous serons les premiers à proclamer bien haut, combien est grande et généreuse l'idée qui les a instituées.

Après la bataille de Solférino, un homme au cœur compatissant, à l'esprit élevé et à la volonté tenace, M. Durant, vivement ému de ce récent désastre, osa pousser le premier cri de miséricorde en faveur du courage malheureux. Il est juste de dire pourtant, que, déjà, Napoléon III avait protesté par une prescription en faveur des blessés de quelque nationalité qu'ils fussent, au lendemain de Montébello, contre le *vœ victis* des barbares. A dater du 28 mai 1859, tous les prisonniers blessés furent rendus à l'ennemi, *sans échange*, dès que leur état permettait leur retour dans leur pays.

Les impressions de M. Durant, consignées dans son « *Souvenir de Solférino*, 1862, suscitèrent, en 1863 et 1864, un congrès sanitaire international, à la suite duquel les *représentants délégués* de 14 puissances signèrent une convention dite depuis *Convention* de *Genève*, pour les secours aux blessés et la neutralisation des ambulances.

En 1868, furent ajoutés à cette convention des articles additionnels et vous trouverez dans la *Chirurgie militaire et les Sociétés de secours* — Paris 1872 », de M. Léon Lefort, le commentaire détaillé de toutes les questions s'y rattachant.

Messieurs, je m'éloignerai de mon sujet, ou du moins je parcourrais un champ bien vaste et bien étendu, si je voulais examiner ici les abus et les interprétations dont cette convention a été l'objet; j'aime mieux rester dans le domaine de la pratique, et vous dire en peu de mots la composition, le fonctionnement et le but des ambulances internationales.

Les ambulances militaires sont obligées de suivre le corps ; les volontaires hospitalisent sur place, grâce à leur neutralité, et c'est là un grand avantage, si les belligérants respectent cette neutralité. Il paraît que dans notre dernière guerre, il n'en a pas toujours été ainsi; nous ne pouvons que le regretter, et laisser l'odieuse responsabilité de pareils actes à leurs auteurs.

Faire venir l'hôpital vers le malade, et non plus diriger coûte que coûte le malade vers l'hôpital est un progrès et un grand progrès ; il est facile à accomplir si l'on en croit M. Lefort. Il faudrait pour cela chercher le meilleur système d'installation, le mode hygiénique le plus éprouvé et profiter de l'expérience de nos devanciers.

En Crimée, l'armée Française perdait jusqu'à 72, 8 — près de 73 0/0 de ses blessés.

L'armée Anglaise , presque autant au début, mais éclairée par notre triste exemple et son propre malheur, ne tarda pas à modifier favorablement son installation et son système hygiénique, si bien que dans une deuxième période, le chiffre de la mortalité descendit à 40 0/0.

En Amérique, pendant la guerre de la sécession, cette mortalité descendait à 34 0/0, grâce à l'activité pratique de ce grand peuple qui ne marchande ni son initiative, ni son argent. C'est en faisant allusion à ces résultats que Velpeau disait, avec son *humour ordinaire* — « La chair anglaise supporte mieux les opérations que la chair française. » Ce qui n'est peut-être pas très-exact et cette différence pourrait tenir à d'autres causes plus faciles à saisir : celles des mauvaises conditions où étaient nos blessés, malgré les réclamations de nos médecins. C'est ainsi qu'en Crimée, Michel Levy, notifiant à l'intendant que l'hôpital de Péra, encombré par 1,200 blessés, était un foyer d'infection purulente, recevait cette réponse, relevée par M. Lefort. « Je le déplore avec vous, mais le moment n'est pas venu d'y apporter le remède que vous indiquez. »

Pendant la guerre d'Italie, notre mortalité était encore de 64 0/0.

Il importe, Messieurs, après avoir établi ces différences favorables aux Etrangers, de voir qu'elle est l'influence heureuse qui a diminué leur mortalité. Nous n'hésitons pas à croire que c'est leur mode d'installation matérielle si intelligente et leur conduite si circonspecte à l'endroit de l'hygiène qui ont pu nous donner le désavantage. C'est tellement ainsi que leur système, celui des *Américains*, par exemple, transplanté sur notre sol, n'a pas tardé à montrer ici, comme ailleurs, sa supériorité.

Dans l'ambulance américaine de Paris, dirigée par le docteur Swiaborne, patronnée par le docteur Evans, il n'y a eu *aucun* cas d'érysipèle traumatique, ni de fièvre typhoïde, ni de pourriture d'hôpital, ni de pyohémie.

On y a reçu 263 blessés, dont 126 fractures compliquées — il y a eu sur le chiffre total 48 morts, soit 18 1/4 pour 0/0.

Il est vrai que les malades étaient établis sous une *tente bien aménagée*, exhaussée sur le sol et parquetée — présentant un système de chauffage à courant d'air chaud sous le parquet, le poêle étant hors de la salle des blessés ; que la température, grâce à ce moyen et malgré une ventilation bien comprise, demeurait constante à 12° ; que les plaies articulaires étaient soumises à l'*irrigation continue* — qu'on s'abstenait de toucher à toutes celles qui n'obligeaient pas d'extraire des corps étrangers, qu'on excitait celles qui devaient l'être, à l'aide de l'acide azotique dilué 60 gouttes par litre ; qu'on employait tous les désinfectants connus — eau chlorurée, acide phénique, charpie goudronnée — qu'on prenait toutes sortes de précautions pour les *latrines* et pour ne laisser séjourner jamais les linges, les vêtements, et tous les objets souillés. Ceux-ci étaient aussitôt lavés que salis, et soumis, en outre, à des fumigations de chlore. Enfin le plancher était relevé souvent, la terre balayée et couverte de sulfate de fer.

La literie était souvent aérée et l'on se servait des lits Tucker, dans lesquels on disposait les malades transportés du lieu du combat par des voitures américaines. Il va sans dire que le personnel était nombreux.

Dans les ambulances internationales françaises, voici quel était le personnel et le matériel :

Personnel : — 1 chirurgien en chef.
4 chirurgiens.

10 aides.
12 sous-aides.
60 infirmiers, dont 8 de tout métier.
1 prêtre catholique et 1 pasteur.
1 comptable.

L'ambulance se nourrissait elle-même; mais les blessés recevaient les vivres de l'intendance.

Matériel : — 51 petites tentes — 17 grandes — 17 × 24 mal. = 408 malades.
300 brancards lits avec sacs toile imperméable pour paillasse.
100 civières (modèles de l'armée).
10 brancards à roues.
10 fourgons.
20 chevaux de trait et 30 chevaux de selle.

Malheureusement, certaines circonstances, qu'il serait douloureux ici de rappeler, ont entravé le fonctionnement régulier de ces organisations, tentées dans un but de haute philanthropie, et mon collègue aux hôpitaux, M. Villeneuve fils, un des premiers qui fit partie de ces ambulances, en qualité de chirurgien, nous a raconté, dans un autre enceinte, les péripéties émouvantes et tristes par lesquelles la 2e ambulance, dite de la presse, est passée. Il l'a fait en des termes que je ne voudrais pas amoindrir en les rapportant ici d'une manière incomplète,

Quand nos désastres et la faiblesse de notre résistance poussaient l'ennemi vers Lyon, les chirurgiens de cette ville eurent une pensée heureuse : celle de former une ambulance avec un matériel peu encombrant, un personnel de 100 personnes, de manière à donner les premiers soins aux blessés, à opérer d'urgence et à rentrer immédiatement dans Lyon.

Tous ces projets n'eurent pas de suite, on sait pourquoi ?...

Messieurs, l'heure me presse et je n'ai pas tout dit, car pourrait-on épuiser cette question dans une seule leçon ! cependant, si vous m'avez compris, j'espère que vous en saurez assez pour être persuadés de la nécessité des réformes que nous avons demandées dans le cours de cet entretien et pour être persuadés aussi que, débarrassée des entraves des fâcheuses conditions dans lesquelles elle s'exerçait autrefois, la chirurgie de l'avenir sera encore, comme disait M. A Séverin, la médecine vraiment efficace qui, armée d'une massue d'Hercule, écrase toutes les maladies.

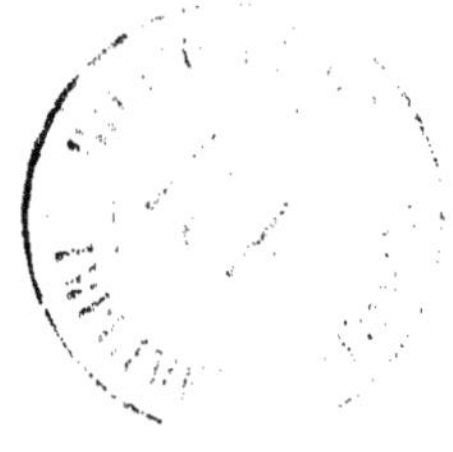

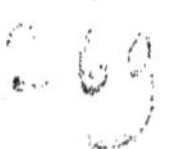

www.ingramcontent.com/pod-product-compliance
Lightning Source LLC
LaVergne TN
LVHW050502160826
845677LV00003B/896

* 9 7 8 2 3 2 9 6 6 0 2 6 4 *